머릿말

이 책을 구매하신 어르신에게 감사의 인사를 먼저 올립니다. 이 책은 색칠하기를 위한 책으로 동화책 한 권을 담고 있습니다. 한 페이지씩 색칠하고 말풍선에 들어갈 말을 써주세요. 완성되면 어르신만의 동화책이 될 것입니다. 이 책을 완성하시면서 즐겁고 행복한 시간이 되기를 바랍니다. 자녀분들이나 손자들에게 선물로 주셔도 좋습니다. 자녀분들이 완성된 책을 보고 자랑스러워할 것입니다. 이 책은 색상샘플을 일부러 넣지 않았습니다. 무슨 색을 칠할지 고민하시고 무슨 말을 써야할지 생각하세요. 그러면 어르신들의 두뇌활동에 큰 도움이 될것입니다. 사람이 나이가 들어 기억력이 감퇴하는 것은 지극히 당연한 일이며 두려워할 일이 아닙니다. 다만 노력하시어 더 오래 소중한 기억을 간직하시기 바랍니다. 누가 뭐래도 어르신들이 계시기에 오늘날의 우리가 있다는 사실을 잘 알고 있습니다. 항상 건강하시고 행복하시길 기원합니다.

어머니를 일찍 잃은 콩쥐는 새어머니와 의붓동생 팥쥐와 함께 살았습니다.

※ 말풍선에 들어갈 적당한 말을 적어주세요.

새어머니와 팥쥐는 콩쥐를 싫어하고 괴롭힙니다.

※ 말풍선에 들어갈 적당한 말을 적어주세요.

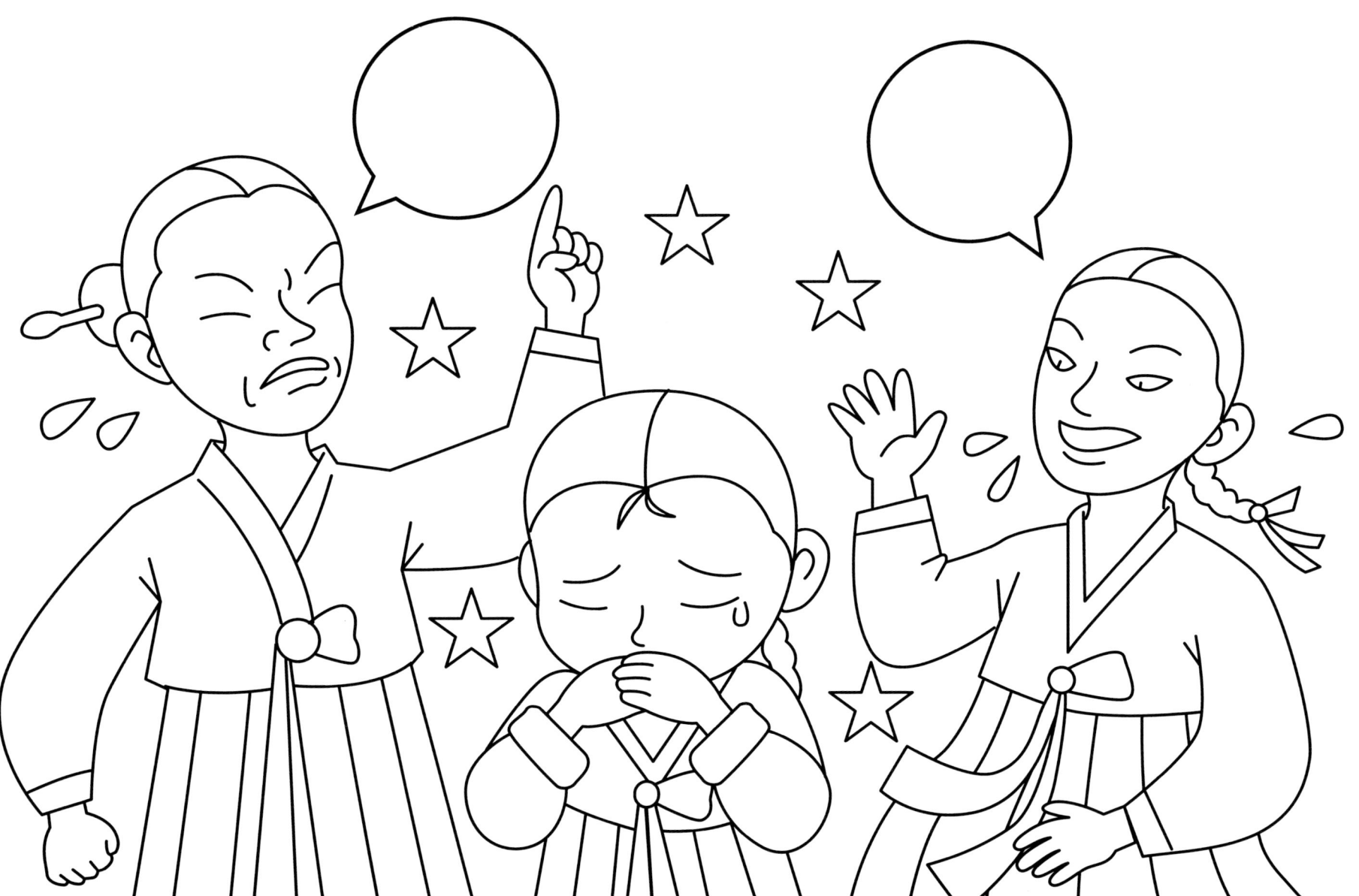

콩쥐에게 나무호미를 주며 밭을 갈라고 하자 소가 와서 도와줍니다.

※ 말풍선에 들어갈 적당한 말을 적어주세요.

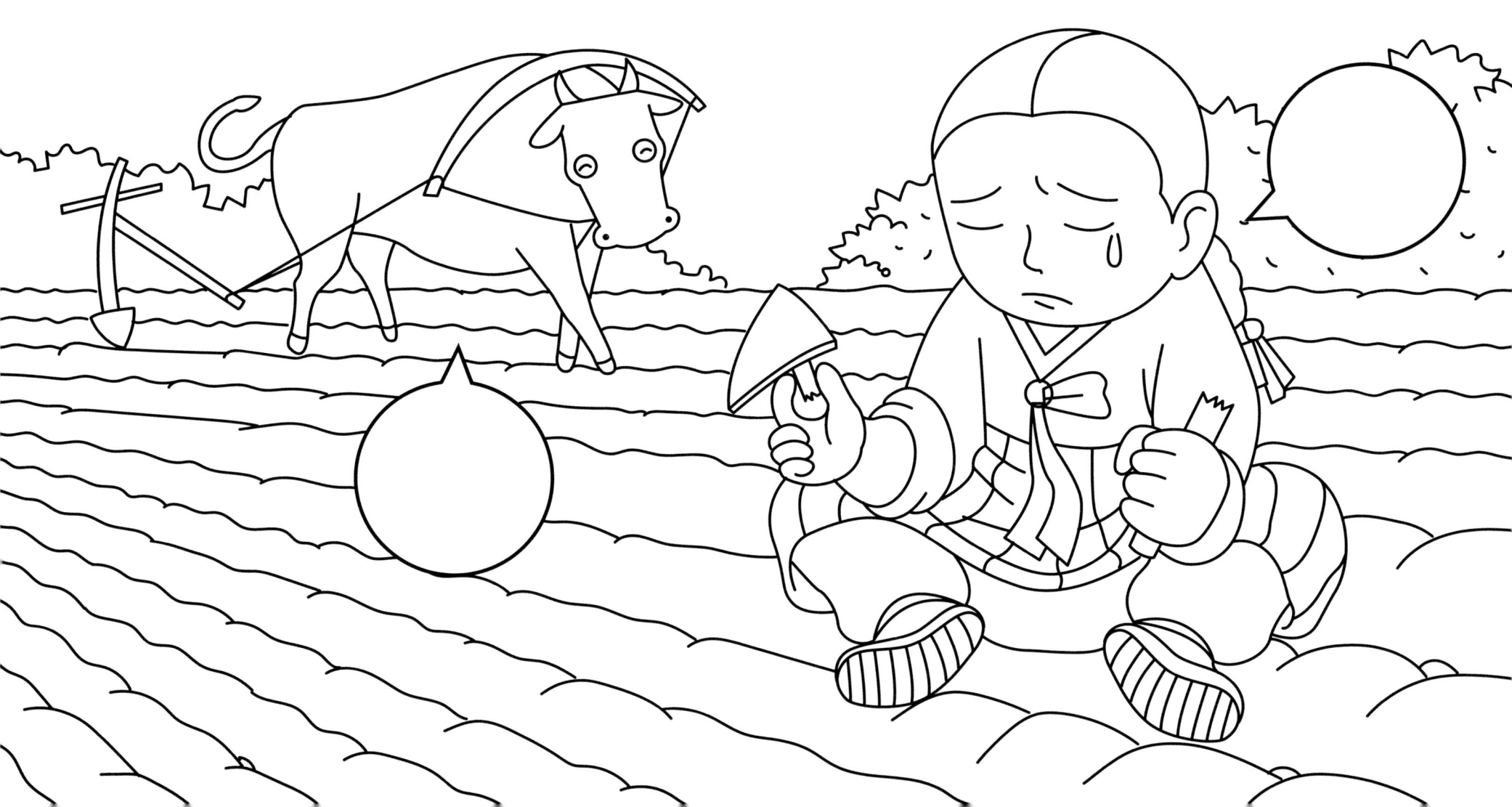

밑빠진 독에 물을 채우라고 하자
두꺼비가 와서 막아줍니다.

※ 말풍선에 들어갈 적당한 말을 적어주세요.

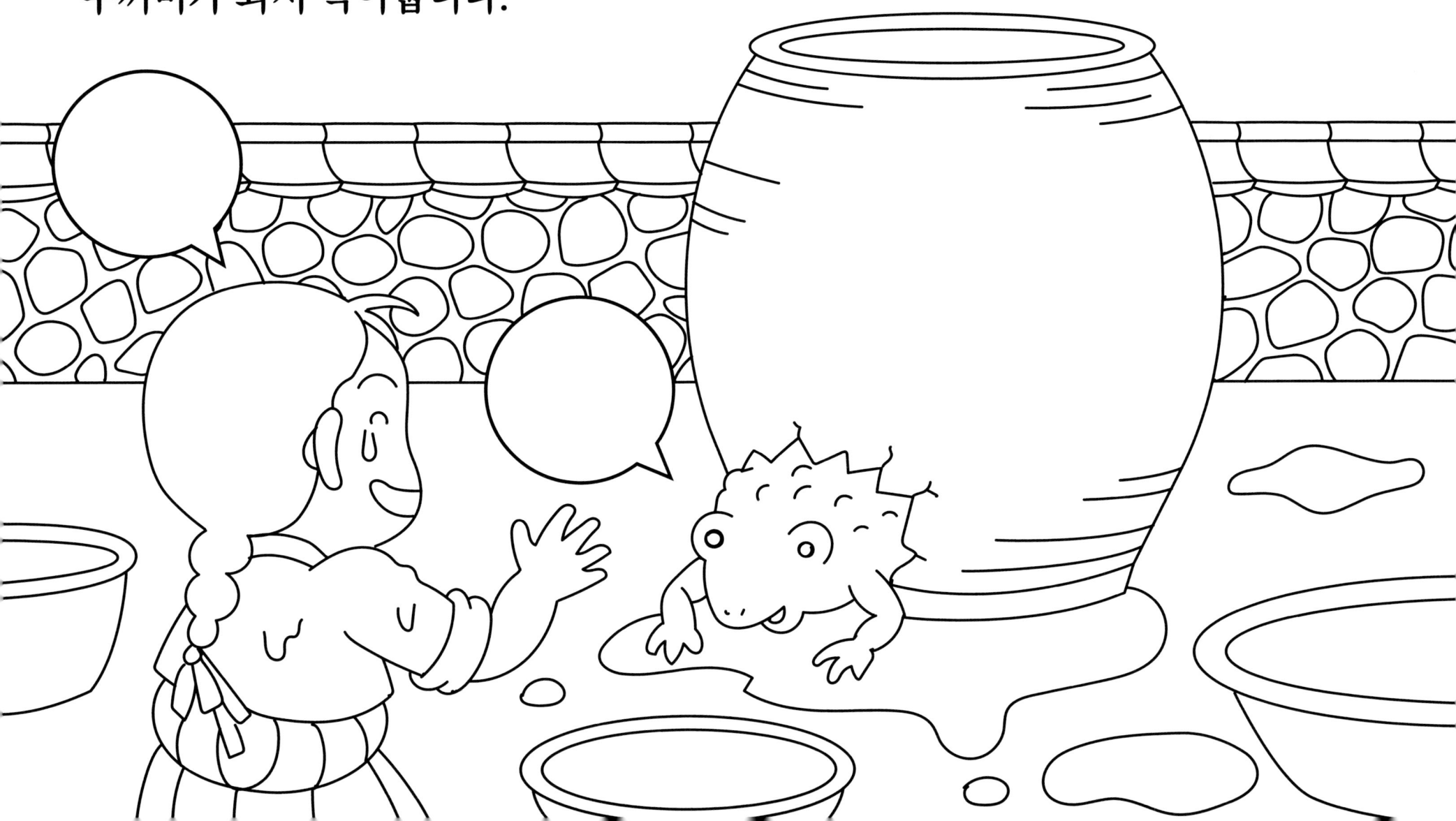

벼를 찧는 일은 참새들이 도와줍니다.

※ 말풍선에 들어갈 적당한 말을 적어주세요.

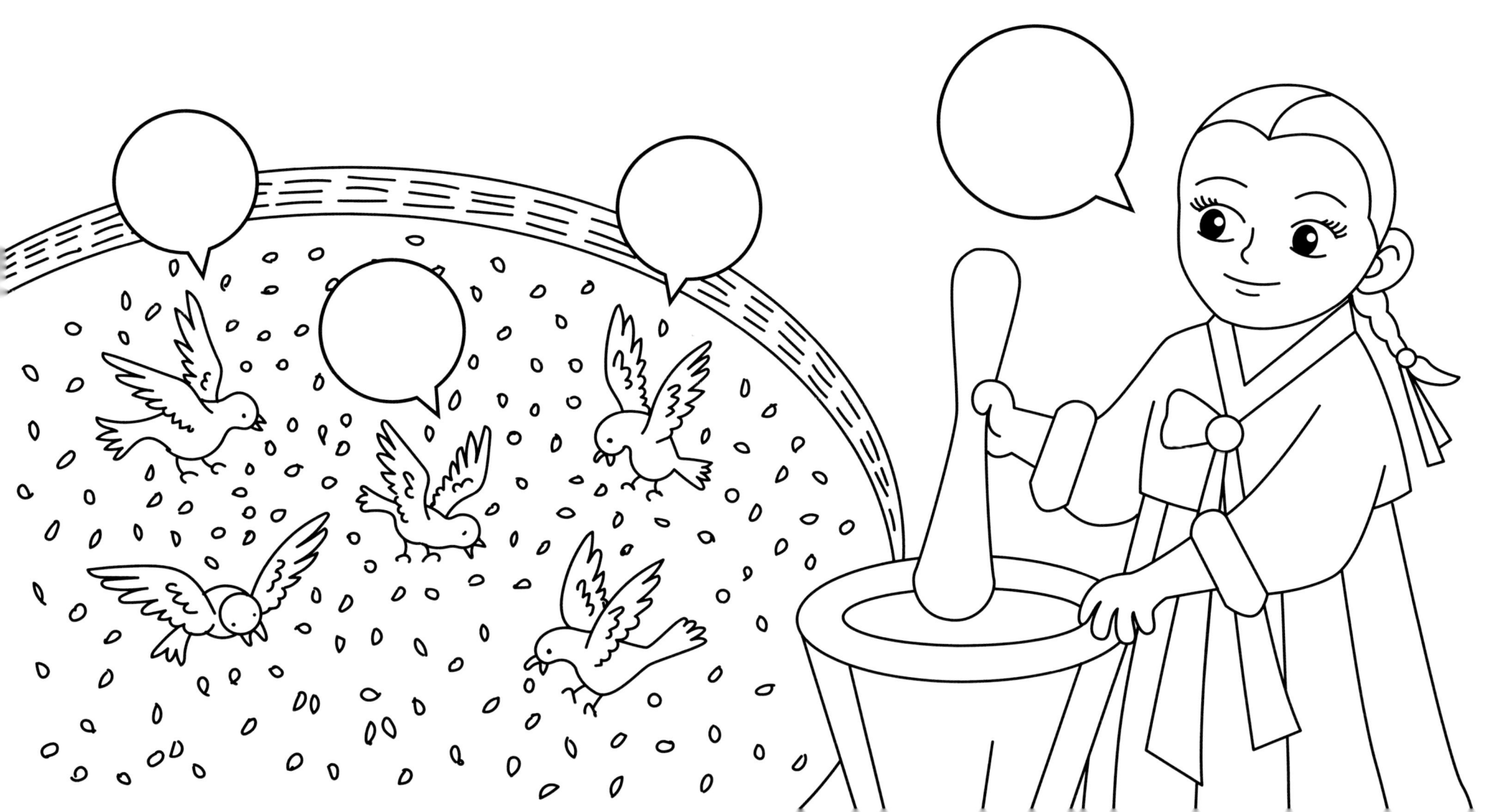

베짜는 일은 선녀가 와서 도와줍니다.

※ 말풍선에 들어갈 적당한 말을 적어주세요.

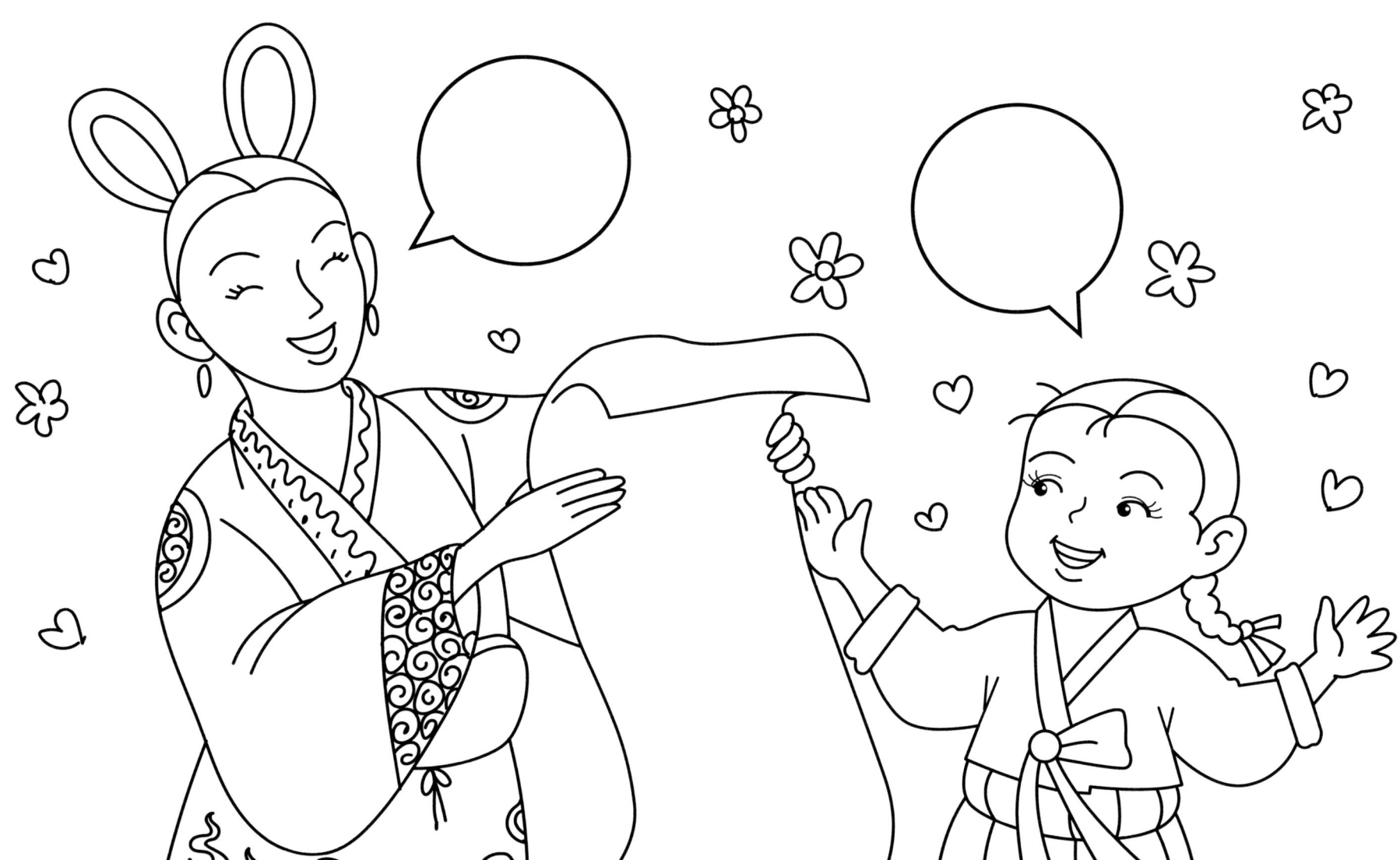

새로운 원님이 와서 벌인 잔치에 선녀가 만들어준 비단옷과 꽃신을 신고 갔다가 급히 오는 길에 신 하나를 잃어 버립니다.

※ 말풍선에 들어갈 적당한 말을 적어주세요.

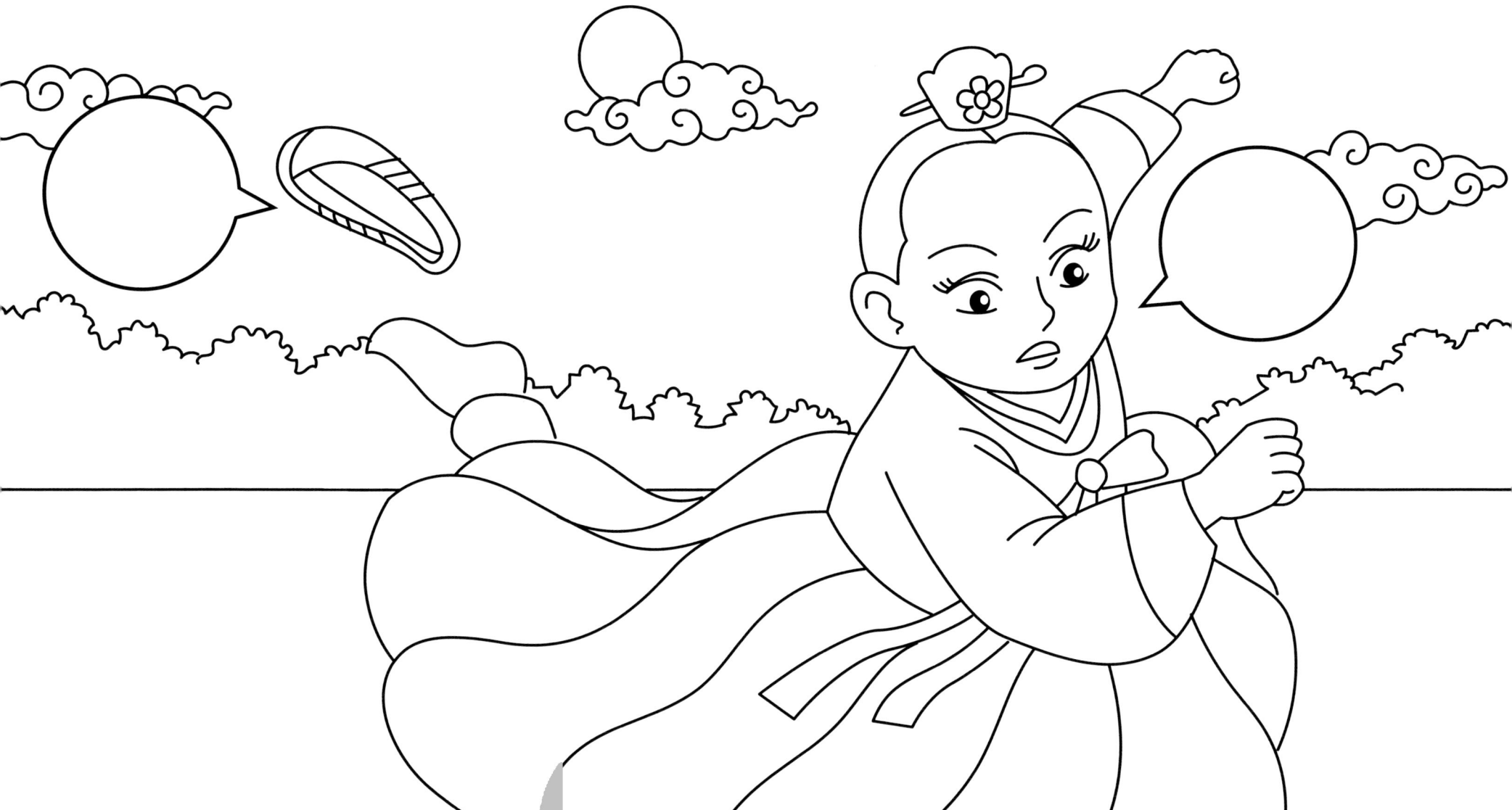

잔치에서 콩쥐를 보고 반한 원님은 콩쥐를 찾기로 결심합니다.

※ 말풍선에 들어갈 적당한 말을 적어주세요.

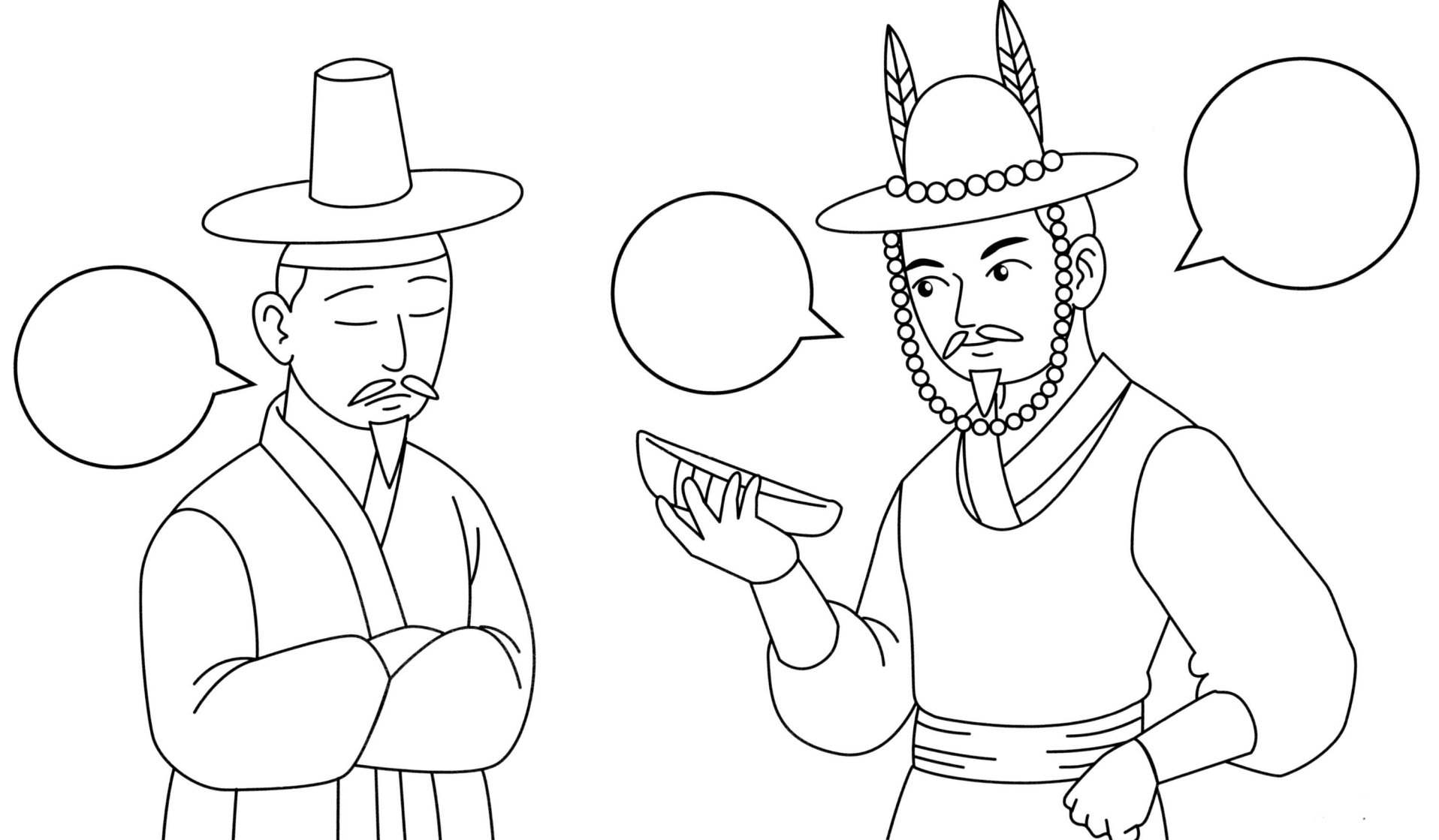

관가의 사람이 꽃신의 주인을 찾습니다.

※ 말풍선에 들어갈 적당한 말을 적어주세요.

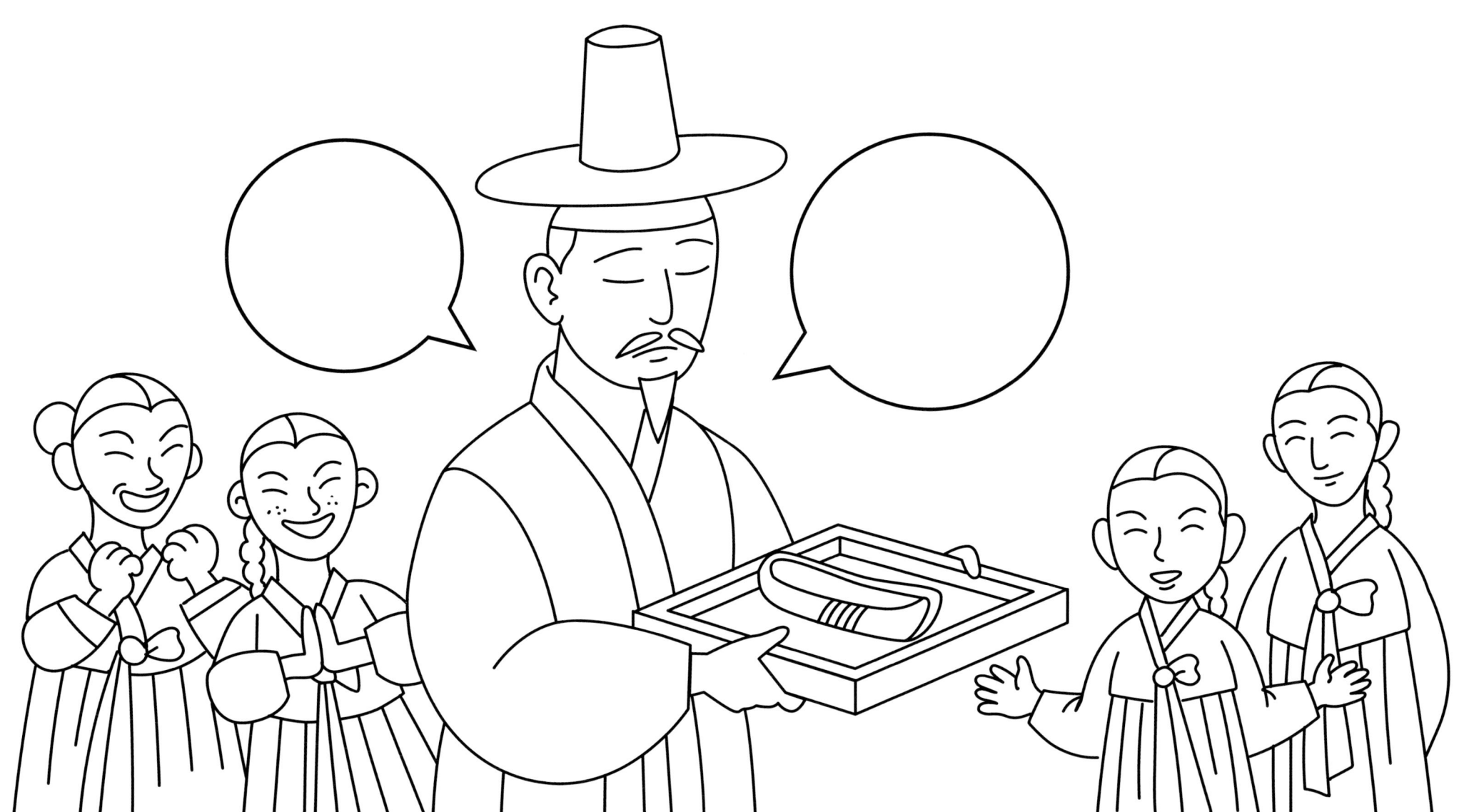

팥쥐가 신발을 억지로 신어보지만 신을 수 없습니다.

※ 말풍선에 들어갈 적당한 말을 적어주세요.

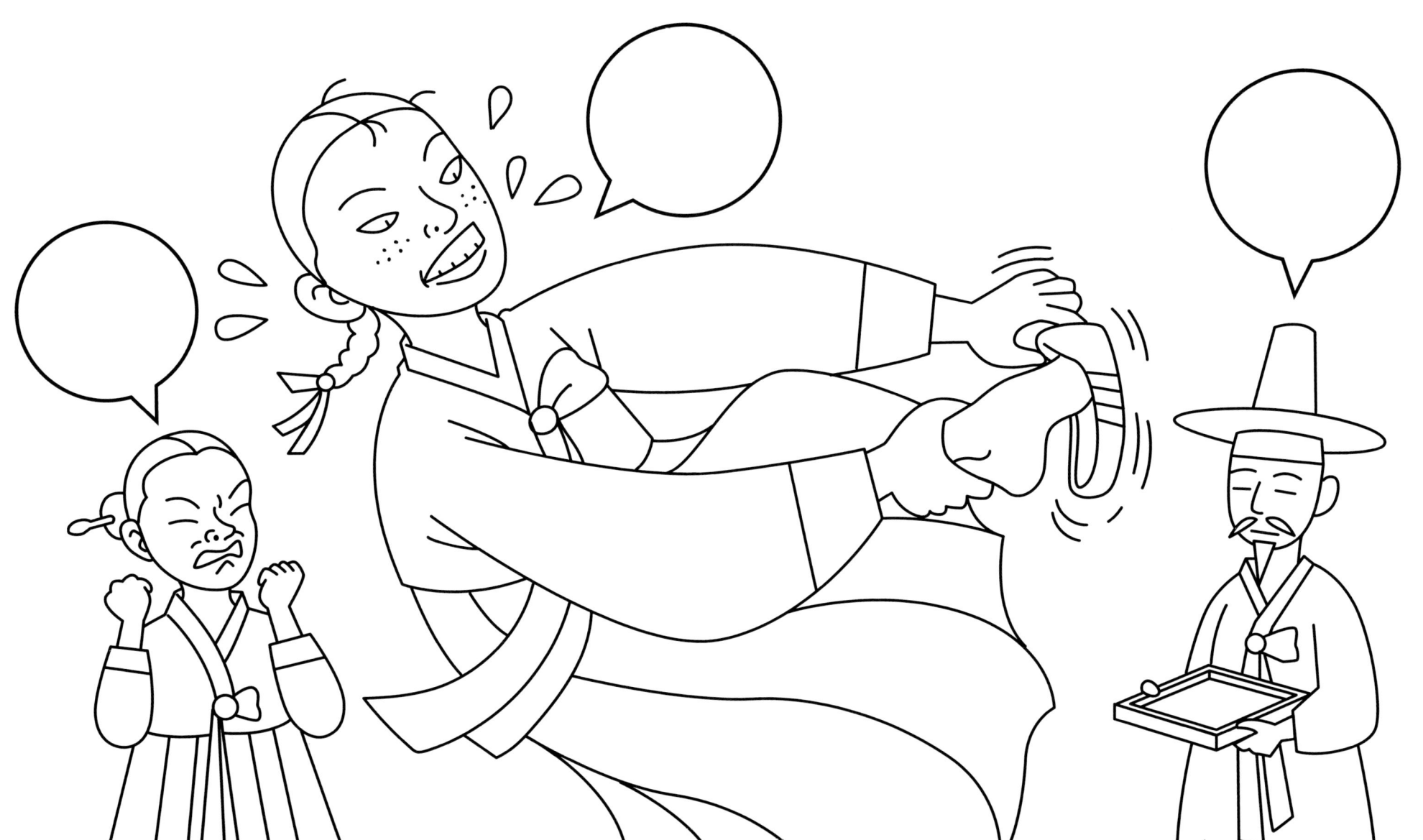

콩쥐가 신을 신자 딱 맞습니다.

※ 말풍선에 들어갈 적당한 말을 적어주세요.

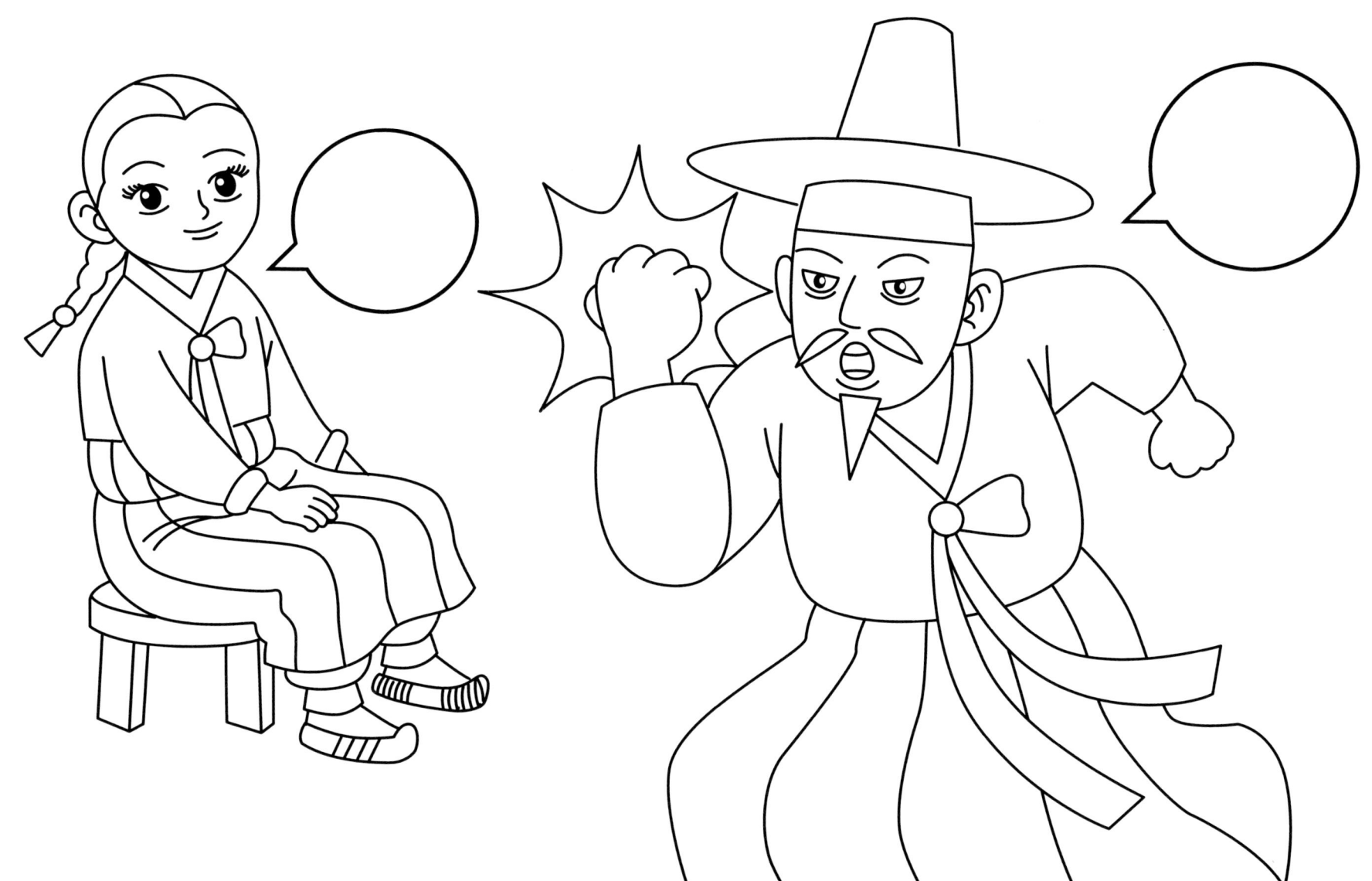

콩쥐는 원님과 결혼하여 행복하게 삽니다.

※ 말풍선에 들어갈 적당한 말을 적어주세요.

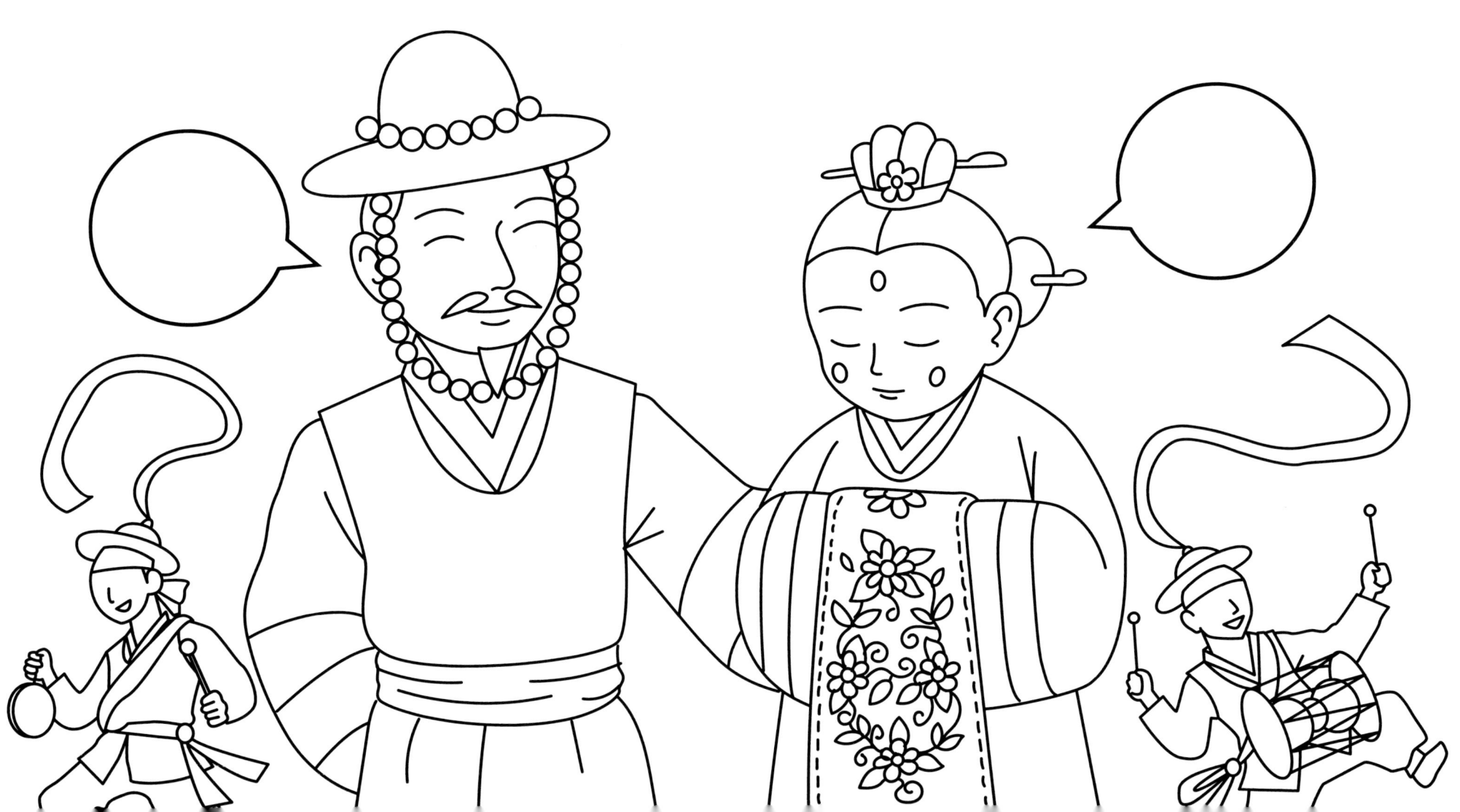

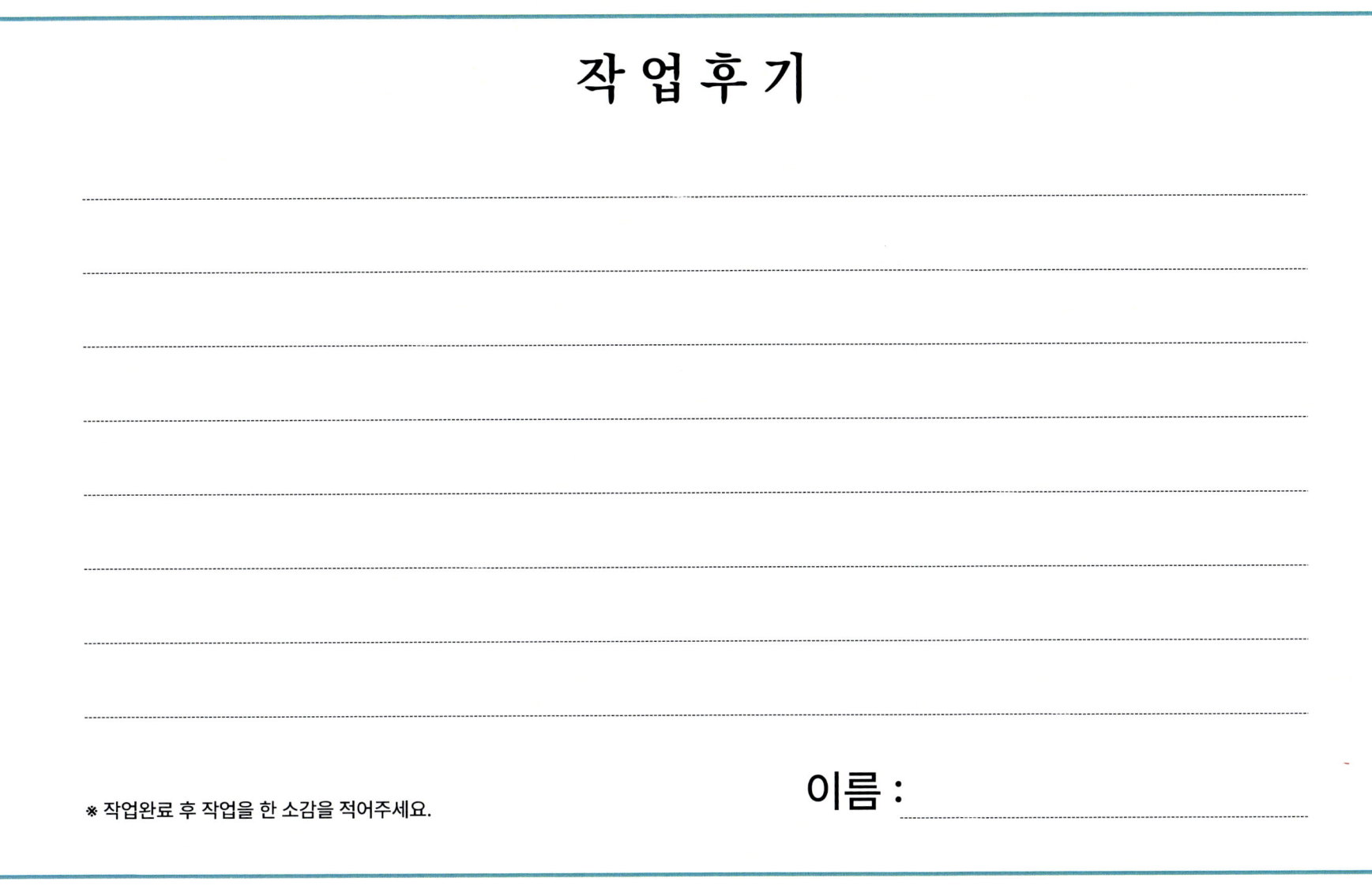

작 업 후 기

※ 작업완료 후 작업을 한 소감을 적어주세요.

이름 :